....

DIABETES TYPE:

IN EMERGENCY CALL:

YEAR:

WEEK OF: ....

MON	BREAK-FAST	LUNCH	DINNER	SNACK	BEDTIME
before					
after					
time/ insulin/ meal					

TUE	BREAK-FAST	LUNCH	DINNER	SNACK	BEDTIME
before					
after					
time/ insulin/ meal					

WED	BREAK-FAST	LUNCH	DINNER	SNACK	BEDTIME
before					
after					
time/ insulin/ meal					

THU	BREAK-FAST	LUNCH	DINNER	SNACK	BEDTIME
before					
after					
time/ insulin/ meal					

FRI

	BREAK-FAST	LUNCH	DINNER	SNACK	BEDTIME
before					
after					
time/ insulin/ meal					

SAT

	BREAK-FAST	LUNCH	DINNER	SNACK	BEDTIME
before					
after					
time/ insulin/ meal					

SUN

	BREAK-FAST	LUNCH	DINNER	SNACK	BEDTIME
before					
after					
time/ insulin/ meal					

NOTES:

MON

	BREAK-FAST	LUNCH	DINNER	SNACK	BEDTIME
before					
after					
time/insulin/meal					

TUE

	BREAK-FAST	LUNCH	DINNER	SNACK	BEDTIME
before					
after					
time/insulin/meal					

WED

	BREAK-FAST	LUNCH	DINNER	SNACK	BEDTIME
before					
after					
time/insulin/meal					

THU

	BREAK-FAST	LUNCH	DINNER	SNACK	BEDTIME
before					
after					
time/insulin/meal					

FRI	BREAK-FAST	LUNCH	DINNER	SNACK	BEDTIME
before					
after					
time/ insulin/ meal					

SAT	BREAK-FAST	LUNCH	DINNER	SNACK	BEDTIME
before					
after					
time/ insulin/ meal					

SUN	BREAK-FAST	LUNCH	DINNER	SNACK	BEDTIME
before					
after					
time/ insulin/ meal					

NOTES:

WEEK OF:
....

MON	BREAK-FAST	LUNCH	DINNER	SNACK	BEDTIME
before					
after					
time/ insulin/ meal					

TUE	BREAK-FAST	LUNCH	DINNER	SNACK	BEDTIME
before					
after					
time/ insulin/ meal					

WED	BREAK-FAST	LUNCH	DINNER	SNACK	BEDTIME
before					
after					
time/ insulin/ meal					

THU	BREAK-FAST	LUNCH	DINNER	SNACK	BEDTIME
before					
after					
time/ insulin/ meal					

FRI	BREAK-FAST	LUNCH	DINNER	SNACK	BEDTIME
before					
after					
time/ insulin/ meal					

SAT	BREAK-FAST	LUNCH	DINNER	SNACK	BEDTIME
before					
after					
time/ insulin/ meal					

SUN	BREAK-FAST	LUNCH	DINNER	SNACK	BEDTIME
before					
after					
time/ insulin/ meal					

NOTES:

WEEK OF: ....

MON	BREAK-FAST	LUNCH	DINNER	SNACK	BEDTIME
before					
after					
time/ insulin/ meal					

TUE	BREAK-FAST	LUNCH	DINNER	SNACK	BEDTIME
before					
after					
time/ insulin/ meal					

WED	BREAK-FAST	LUNCH	DINNER	SNACK	BEDTIME
before					
after					
time/ insulin/ meal					

THU	BREAK-FAST	LUNCH	DINNER	SNACK	BEDTIME
before					
after					
time/ insulin/ meal					

FRI	BREAK-FAST	LUNCH	DINNER	SNACK	BEDTIME
before					
after					
time/ insulin/ meal					

SAT	BREAK-FAST	LUNCH	DINNER	SNACK	BEDTIME
before					
after					
time/ insulin/ meal					

SUN	BREAK-FAST	LUNCH	DINNER	SNACK	BEDTIME
before					
after					
time/ insulin/ meal					

NOTES:

WEEK OF: ....

MON	BREAK-FAST	LUNCH	DINNER	SNACK	BEDTIME
before					
after					
time/ insulin/ meal					

TUE	BREAK-FAST	LUNCH	DINNER	SNACK	BEDTIME
before					
after					
time/ insulin/ meal					

WED	BREAK-FAST	LUNCH	DINNER	SNACK	BEDTIME
before					
after					
time/ insulin/ meal					

THU	BREAK-FAST	LUNCH	DINNER	SNACK	BEDTIME
before					
after					
time/ insulin/ meal					

FRI	BREAK-FAST	LUNCH	DINNER	SNACK	BEDTIME
before					
after					
time/ insulin/ meal					

SAT	BREAK-FAST	LUNCH	DINNER	SNACK	BEDTIME
before					
after					
time/ insulin/ meal					

SUN	BREAK-FAST	LUNCH	DINNER	SNACK	BEDTIME
before					
after					
time/ insulin/ meal					

NOTES:

WEEK OF: ....

MON	BREAK-FAST	LUNCH	DINNER	SNACK	BEDTIME
before					
after					
time/ insulin/ meal					

TUE	BREAK-FAST	LUNCH	DINNER	SNACK	BEDTIME
before					
after					
time/ insulin/ meal					

WED	BREAK-FAST	LUNCH	DINNER	SNACK	BEDTIME
before					
after					
time/ insulin/ meal					

THU	BREAK-FAST	LUNCH	DINNER	SNACK	BEDTIME
before					
after					
time/ insulin/ meal					

FRI	BREAK-FAST	LUNCH	DINNER	SNACK	BEDTIME
before					
after					
time/ insulin/ meal					

SAT	BREAK-FAST	LUNCH	DINNER	SNACK	BEDTIME
before					
after					
time/ insulin/ meal					

SUN	BREAK-FAST	LUNCH	DINNER	SNACK	BEDTIME
before					
after					
time/ insulin/ meal					

NOTES:

WEEK OF: ....

MON	BREAK-FAST	LUNCH	DINNER	SNACK	BEDTIME
before					
after					
time/ insulin/ meal					

TUE	BREAK-FAST	LUNCH	DINNER	SNACK	BEDTIME
before					
after					
time/ insulin/ meal					

WED	BREAK-FAST	LUNCH	DINNER	SNACK	BEDTIME
before					
after					
time/ insulin/ meal					

THU	BREAK-FAST	LUNCH	DINNER	SNACK	BEDTIME
before					
after					
time/ insulin/ meal					

FRI	BREAKFAST	LUNCH	DINNER	SNACK	BEDTIME
before					
after					
time/ insulin/ meal					

SAT	BREAKFAST	LUNCH	DINNER	SNACK	BEDTIME
before					
after					
time/ insulin/ meal					

SUN	BREAKFAST	LUNCH	DINNER	SNACK	BEDTIME
before					
after					
time/ insulin/ meal					

NOTES:

WEEK OF: ....

MON

	BREAK-FAST	LUNCH	DINNER	SNACK	BEDTIME
before					
after					
time/ insulin/ meal					

TUE

	BREAK-FAST	LUNCH	DINNER	SNACK	BEDTIME
before					
after					
time/ insulin/ meal					

WED

	BREAK-FAST	LUNCH	DINNER	SNACK	BEDTIME
before					
after					
time/ insulin/ meal					

THU

	BREAK-FAST	LUNCH	DINNER	SNACK	BEDTIME
before					
after					
time/ insulin/ meal					

FRI	BREAK-FAST	LUNCH	DINNER	SNACK	BEDTIME
before					
after					
time/ insulin/ meal					

SAT	BREAK-FAST	LUNCH	DINNER	SNACK	BEDTIME
before					
after					
time/ insulin/ meal					

SUN	BREAK-FAST	LUNCH	DINNER	SNACK	BEDTIME
before					
after					
time/ insulin/ meal					

NOTES:

WEEK OF: ....

MON	BREAK-FAST	LUNCH	DINNER	SNACK	BEDTIME
before					
after					
time/ insulin/ meal					

TUE	BREAK-FAST	LUNCH	DINNER	SNACK	BEDTIME
before					
after					
time/ insulin/ meal					

WED	BREAK-FAST	LUNCH	DINNER	SNACK	BEDTIME
before					
after					
time/ insulin/ meal					

THU	BREAK-FAST	LUNCH	DINNER	SNACK	BEDTIME
before					
after					
time/ insulin/ meal					

FRI	BREAK-FAST	LUNCH	DINNER	SNACK	BEDTIME
before					
after					
time/ insulin/ meal					

SAT	BREAK-FAST	LUNCH	DINNER	SNACK	BEDTIME
before					
after					
time/ insulin/ meal					

SUN	BREAK-FAST	LUNCH	DINNER	SNACK	BEDTIME
before					
after					
time/ insulin/ meal					

NOTES:

WEEK OF:
....

MON	BREAK-FAST	LUNCH	DINNER	SNACK	BEDTIME
before					
after					
time/ insulin/ meal					

TUE	BREAK-FAST	LUNCH	DINNER	SNACK	BEDTIME
before					
after					
time/ insulin/ meal					

WED	BREAK-FAST	LUNCH	DINNER	SNACK	BEDTIME
before					
after					
time/ insulin/ meal					

THU	BREAK-FAST	LUNCH	DINNER	SNACK	BEDTIME
before					
after					
time/ insulin/ meal					

FRI	BREAK-FAST	LUNCH	DINNER	SNACK	BEDTIME
before					
after					
time/ insulin/ meal					

SAT	BREAK-FAST	LUNCH	DINNER	SNACK	BEDTIME
before					
after					
time/ insulin/ meal					

SUN	BREAK-FAST	LUNCH	DINNER	SNACK	BEDTIME
before					
after					
time/ insulin/ meal					

NOTES:

WEEK OF: ....

MON	BREAK-FAST	LUNCH	DINNER	SNACK	BEDTIME
before					
after					
time/ insulin/ meal					

TUE	BREAK-FAST	LUNCH	DINNER	SNACK	BEDTIME
before					
after					
time/ insulin/ meal					

WED	BREAK-FAST	LUNCH	DINNER	SNACK	BEDTIME
before					
after					
time/ insulin/ meal					

THU	BREAK-FAST	LUNCH	DINNER	SNACK	BEDTIME
before					
after					
time/ insulin/ meal					

FRI

	BREAK-FAST	LUNCH	DINNER	SNACK	BEDTIME
before					
after					
time/ insulin/ meal					

SAT

	BREAK-FAST	LUNCH	DINNER	SNACK	BEDTIME
before					
after					
time/ insulin/ meal					

SUN

	BREAK-FAST	LUNCH	DINNER	SNACK	BEDTIME
before					
after					
time/ insulin/ meal					

NOTES:

WEEK OF: ....

MON	BREAK-FAST	LUNCH	DINNER	SNACK	BEDTIME
before					
after					
time/ insulin/ meal					

TUE	BREAK-FAST	LUNCH	DINNER	SNACK	BEDTIME
before					
after					
time/ insulin/ meal					

WED	BREAK-FAST	LUNCH	DINNER	SNACK	BEDTIME
before					
after					
time/ insulin/ meal					

THU	BREAK-FAST	LUNCH	DINNER	SNACK	BEDTIME
before					
after					
time/ insulin/ meal					

FRI	BREAK-FAST	LUNCH	DINNER	SNACK	BEDTIME
before					
after					
time/ insulin/ meal					

SAT	BREAK-FAST	LUNCH	DINNER	SNACK	BEDTIME
before					
after					
time/ insulin/ meal					

SUN	BREAK-FAST	LUNCH	DINNER	SNACK	BEDTIME
before					
after					
time/ insulin/ meal					

NOTES:

WEEK OF: ....

MON	BREAK-FAST	LUNCH	DINNER	SNACK	BEDTIME
before					
after					
time/ insulin/ meal					

TUE	BREAK-FAST	LUNCH	DINNER	SNACK	BEDTIME
before					
after					
time/ insulin/ meal					

WED	BREAK-FAST	LUNCH	DINNER	SNACK	BEDTIME
before					
after					
time/ insulin/ meal					

THU	BREAK-FAST	LUNCH	DINNER	SNACK	BEDTIME
before					
after					
time/ insulin/ meal					

FRI	BREAK-FAST	LUNCH	DINNER	SNACK	BEDTIME
before					
after					
time/ insulin/ meal					

SAT	BREAK-FAST	LUNCH	DINNER	SNACK	BEDTIME
before					
after					
time/ insulin/ meal					

SUN	BREAK-FAST	LUNCH	DINNER	SNACK	BEDTIME
before					
after					
time/ insulin/ meal					

NOTES:

WEEK OF: ....

MON	BREAK-FAST	LUNCH	DINNER	SNACK	BEDTIME
before					
after					
time/ insulin/ meal					

TUE	BREAK-FAST	LUNCH	DINNER	SNACK	BEDTIME
before					
after					
time/ insulin/ meal					

WED	BREAK-FAST	LUNCH	DINNER	SNACK	BEDTIME
before					
after					
time/ insulin/ meal					

THU	BREAK-FAST	LUNCH	DINNER	SNACK	BEDTIME
before					
after					
time/ insulin/ meal					

FRI	BREAK-FAST	LUNCH	DINNER	SNACK	BEDTIME
before					
after					
time/ insulin/ meal					

SAT	BREAK-FAST	LUNCH	DINNER	SNACK	BEDTIME
before					
after					
time/ insulin/ meal					

SUN	BREAK-FAST	LUNCH	DINNER	SNACK	BEDTIME
before					
after					
time/ insulin/ meal					

NOTES:

WEEK OF: ....

MON	BREAK-FAST	LUNCH	DINNER	SNACK	BEDTIME
before					
after					
time/ insulin/ meal					

TUE	BREAK-FAST	LUNCH	DINNER	SNACK	BEDTIME
before					
after					
time/ insulin/ meal					

WED	BREAK-FAST	LUNCH	DINNER	SNACK	BEDTIME
before					
after					
time/ insulin/ meal					

THU	BREAK-FAST	LUNCH	DINNER	SNACK	BEDTIME
before					
after					
time/ insulin/ meal					

FRI	BREAK-FAST	LUNCH	DINNER	SNACK	BEDTIME
before					
after					
time/ insulin/ meal					

SAT	BREAK-FAST	LUNCH	DINNER	SNACK	BEDTIME
before					
after					
time/ insulin/ meal					

SUN	BREAK-FAST	LUNCH	DINNER	SNACK	BEDTIME
before					
after					
time/ insulin/ meal					

NOTES:

WEEK OF: ....

MON	BREAK-FAST	LUNCH	DINNER	SNACK	BEDTIME
before					
after					
time/ insulin/ meal					

TUE	BREAK-FAST	LUNCH	DINNER	SNACK	BEDTIME
before					
after					
time/ insulin/ meal					

WED	BREAK-FAST	LUNCH	DINNER	SNACK	BEDTIME
before					
after					
time/ insulin/ meal					

THU	BREAK-FAST	LUNCH	DINNER	SNACK	BEDTIME
before					
after					
time/ insulin/ meal					

FRI	BREAK-FAST	LUNCH	DINNER	SNACK	BEDTIME
before					
after					
time/ insulin/ meal					

SAT	BREAK-FAST	LUNCH	DINNER	SNACK	BEDTIME
before					
after					
time/ insulin/ meal					

SUN	BREAK-FAST	LUNCH	DINNER	SNACK	BEDTIME
before					
after					
time/ insulin/ meal					

NOTES:

WEEK OF: ....

MON	BREAK-FAST	LUNCH	DINNER	SNACK	BEDTIME
before					
after					
time/ insulin/ meal					

TUE	BREAK-FAST	LUNCH	DINNER	SNACK	BEDTIME
before					
after					
time/ insulin/ meal					

WED	BREAK-FAST	LUNCH	DINNER	SNACK	BEDTIME
before					
after					
time/ insulin/ meal					

THU	BREAK-FAST	LUNCH	DINNER	SNACK	BEDTIME
before					
after					
time/ insulin/ meal					

FRI	BREAK-FAST	LUNCH	DINNER	SNACK	BEDTIME
before					
after					
time/ insulin/ meal					

SAT	BREAK-FAST	LUNCH	DINNER	SNACK	BEDTIME
before					
after					
time/ insulin/ meal					

SUN	BREAK-FAST	LUNCH	DINNER	SNACK	BEDTIME
before					
after					
time/ insulin/ meal					

NOTES:

WEEK OF: ....

MON	BREAK-FAST	LUNCH	DINNER	SNACK	BEDTIME
before					
after					
time/ insulin/ meal					

TUE	BREAK-FAST	LUNCH	DINNER	SNACK	BEDTIME
before					
after					
time/ insulin/ meal					

WED	BREAK-FAST	LUNCH	DINNER	SNACK	BEDTIME
before					
after					
time/ insulin/ meal					

THU	BREAK-FAST	LUNCH	DINNER	SNACK	BEDTIME
before					
after					
time/ insulin/ meal					

FRI	BREAK-FAST	LUNCH	DINNER	SNACK	BEDTIME
before					
after					
time/ insulin/ meal					

SAT	BREAK-FAST	LUNCH	DINNER	SNACK	BEDTIME
before					
after					
time/ insulin/ meal					

SUN	BREAK-FAST	LUNCH	DINNER	SNACK	BEDTIME
before					
after					
time/ insulin/ meal					

NOTES:

WEEK OF: ....

MON	BREAK-FAST	LUNCH	DINNER	SNACK	BEDTIME
before					
after					
time/ insulin/ meal					

TUE	BREAK-FAST	LUNCH	DINNER	SNACK	BEDTIME
before					
after					
time/ insulin/ meal					

WED	BREAK-FAST	LUNCH	DINNER	SNACK	BEDTIME
before					
after					
time/ insulin/ meal					

THU	BREAK-FAST	LUNCH	DINNER	SNACK	BEDTIME
before					
after					
time/ insulin/ meal					

FRI	BREAK-FAST	LUNCH	DINNER	SNACK	BEDTIME
before					
after					
time/ insulin/ meal					

SAT	BREAK-FAST	LUNCH	DINNER	SNACK	BEDTIME
before					
after					
time/ insulin/ meal					

SUN	BREAK-FAST	LUNCH	DINNER	SNACK	BEDTIME
before					
after					
time/ insulin/ meal					

NOTES:

WEEK OF:
....

MON	BREAK-FAST	LUNCH	DINNER	SNACK	BEDTIME
before					
after					
time/ insulin/ meal					

TUE	BREAK-FAST	LUNCH	DINNER	SNACK	BEDTIME
before					
after					
time/ insulin/ meal					

WED	BREAK-FAST	LUNCH	DINNER	SNACK	BEDTIME
before					
after					
time/ insulin/ meal					

THU	BREAK-FAST	LUNCH	DINNER	SNACK	BEDTIME
before					
after					
time/ insulin/ meal					

FRI	BREAK-FAST	LUNCH	DINNER	SNACK	BEDTIME
before					
after					
time/ insulin/ meal					

SAT	BREAK-FAST	LUNCH	DINNER	SNACK	BEDTIME
before					
after					
time/ insulin/ meal					

SUN	BREAK-FAST	LUNCH	DINNER	SNACK	BEDTIME
before					
after					
time/ insulin/ meal					

NOTES:

MON	BREAK-FAST	LUNCH	DINNER	SNACK	BEDTIME
before					
after					
time/ insulin/ meal					

TUE	BREAK-FAST	LUNCH	DINNER	SNACK	BEDTIME
before					
after					
time/ insulin/ meal					

WED	BREAK-FAST	LUNCH	DINNER	SNACK	BEDTIME
before					
after					
time/ insulin/ meal					

THU	BREAK-FAST	LUNCH	DINNER	SNACK	BEDTIME
before					
after					
time/ insulin/ meal					

FRI	BREAK-FAST	LUNCH	DINNER	SNACK	BEDTIME
before					
after					
time/ insulin/ meal					

SAT	BREAK-FAST	LUNCH	DINNER	SNACK	BEDTIME
before					
after					
time/ insulin/ meal					

SUN	BREAK-FAST	LUNCH	DINNER	SNACK	BEDTIME
before					
after					
time/ insulin/ meal					

NOTES:

WEEK OF: ....

MON	BREAK-FAST	LUNCH	DINNER	SNACK	BEDTIME
before					
after					
time/ insulin/ meal					

TUE	BREAK-FAST	LUNCH	DINNER	SNACK	BEDTIME
before					
after					
time/ insulin/ meal					

WED	BREAK-FAST	LUNCH	DINNER	SNACK	BEDTIME
before					
after					
time/ insulin/ meal					

THU	BREAK-FAST	LUNCH	DINNER	SNACK	BEDTIME
before					
after					
time/ insulin/ meal					

FRI	BREAK-FAST	LUNCH	DINNER	SNACK	BEDTIME
before					
after					
time/ insulin/ meal					

SAT	BREAK-FAST	LUNCH	DINNER	SNACK	BEDTIME
before					
after					
time/ insulin/ meal					

SUN	BREAK-FAST	LUNCH	DINNER	SNACK	BEDTIME
before					
after					
time/ insulin/ meal					

NOTES:

WEEK OF: ....

MON	BREAK-FAST	LUNCH	DINNER	SNACK	BEDTIME
before					
after					
time/ insulin/ meal					

TUE	BREAK-FAST	LUNCH	DINNER	SNACK	BEDTIME
before					
after					
time/ insulin/ meal					

WED	BREAK-FAST	LUNCH	DINNER	SNACK	BEDTIME
before					
after					
time/ insulin/ meal					

THU	BREAK-FAST	LUNCH	DINNER	SNACK	BEDTIME
before					
after					
time/ insulin/ meal					

FRI

	BREAK-FAST	LUNCH	DINNER	SNACK	BEDTIME
before					
after					
time/ insulin/ meal					

SAT

	BREAK-FAST	LUNCH	DINNER	SNACK	BEDTIME
before					
after					
time/ insulin/ meal					

SUN

	BREAK-FAST	LUNCH	DINNER	SNACK	BEDTIME
before					
after					
time/ insulin/ meal					

NOTES:

WEEK OF: ....

MON	BREAK-FAST	LUNCH	DINNER	SNACK	BEDTIME
before					
after					
time/ insulin/ meal					

TUE	BREAK-FAST	LUNCH	DINNER	SNACK	BEDTIME
before					
after					
time/ insulin/ meal					

WED	BREAK-FAST	LUNCH	DINNER	SNACK	BEDTIME
before					
after					
time/ insulin/ meal					

THU	BREAK-FAST	LUNCH	DINNER	SNACK	BEDTIME
before					
after					
time/ insulin/ meal					

FRI	BREAK-FAST	LUNCH	DINNER	SNACK	BEDTIME
before					
after					
time/ insulin/ meal					

SAT	BREAK-FAST	LUNCH	DINNER	SNACK	BEDTIME
before					
after					
time/ insulin/ meal					

SUN	BREAK-FAST	LUNCH	DINNER	SNACK	BEDTIME
before					
after					
time/ insulin/ meal					

NOTES:

WEEK OF: ....

MON	BREAK-FAST	LUNCH	DINNER	SNACK	BEDTIME
before					
after					
time/ insulin/ meal					

TUE	BREAK-FAST	LUNCH	DINNER	SNACK	BEDTIME
before					
after					
time/ insulin/ meal					

WED	BREAK-FAST	LUNCH	DINNER	SNACK	BEDTIME
before					
after					
time/ insulin/ meal					

THU	BREAK-FAST	LUNCH	DINNER	SNACK	BEDTIME
before					
after					
time/ insulin/ meal					

FRI	BREAK-FAST	LUNCH	DINNER	SNACK	BEDTIME
before					
after					
time/ insulin/ meal					

SAT	BREAK-FAST	LUNCH	DINNER	SNACK	BEDTIME
before					
after					
time/ insulin/ meal					

SUN	BREAK-FAST	LUNCH	DINNER	SNACK	BEDTIME
before					
after					
time/ insulin/ meal					

NOTES:

WEEK OF: ....

MON	BREAK-FAST	LUNCH	DINNER	SNACK	BEDTIME
before					
after					
time/ insulin/ meal					

TUE	BREAK-FAST	LUNCH	DINNER	SNACK	BEDTIME
before					
after					
time/ insulin/ meal					

WED	BREAK-FAST	LUNCH	DINNER	SNACK	BEDTIME
before					
after					
time/ insulin/ meal					

THU	BREAK-FAST	LUNCH	DINNER	SNACK	BEDTIME
before					
after					
time/ insulin/ meal					

FRI	BREAK-FAST	LUNCH	DINNER	SNACK	BEDTIME
before					
after					
time/ insulin/ meal					

SAT	BREAK-FAST	LUNCH	DINNER	SNACK	BEDTIME
before					
after					
time/ insulin/ meal					

SUN	BREAK-FAST	LUNCH	DINNER	SNACK	BEDTIME
before					
after					
time/ insulin/ meal					

NOTES:

WEEK OF: ....

MON	BREAK-FAST	LUNCH	DINNER	SNACK	BEDTIME
before					
after					
time/ insulin/ meal					

TUE	BREAK-FAST	LUNCH	DINNER	SNACK	BEDTIME
before					
after					
time/ insulin/ meal					

WED	BREAK-FAST	LUNCH	DINNER	SNACK	BEDTIME
before					
after					
time/ insulin/ meal					

THU	BREAK-FAST	LUNCH	DINNER	SNACK	BEDTIME
before					
after					
time/ insulin/ meal					

FRI	BREAK-FAST	LUNCH	DINNER	SNACK	BEDTIME
before					
after					
time/ insulin/ meal					

SAT	BREAK-FAST	LUNCH	DINNER	SNACK	BEDTIME
before					
after					
time/ insulin/ meal					

SUN	BREAK-FAST	LUNCH	DINNER	SNACK	BEDTIME
before					
after					
time/ insulin/ meal					

NOTES:

WEEK OF: ....

MON	BREAK-FAST	LUNCH	DINNER	SNACK	BEDTIME
before					
after					
time/ insulin/ meal					

TUE	BREAK-FAST	LUNCH	DINNER	SNACK	BEDTIME
before					
after					
time/ insulin/ meal					

WED	BREAK-FAST	LUNCH	DINNER	SNACK	BEDTIME
before					
after					
time/ insulin/ meal					

THU	BREAK-FAST	LUNCH	DINNER	SNACK	BEDTIME
before					
after					
time/ insulin/ meal					

FRI	BREAK-FAST	LUNCH	DINNER	SNACK	BEDTIME
before					
after					
time/ insulin/ meal					

SAT	BREAK-FAST	LUNCH	DINNER	SNACK	BEDTIME
before					
after					
time/ insulin/ meal					

SUN	BREAK-FAST	LUNCH	DINNER	SNACK	BEDTIME
before					
after					
time/ insulin/ meal					

NOTES:

WEEK OF: ....

MON	BREAK-FAST	LUNCH	DINNER	SNACK	BEDTIME
before					
after					
time/ insulin/ meal					

TUE	BREAK-FAST	LUNCH	DINNER	SNACK	BEDTIME
before					
after					
time/ insulin/ meal					

WED	BREAK-FAST	LUNCH	DINNER	SNACK	BEDTIME
before					
after					
time/ insulin/ meal					

THU	BREAK-FAST	LUNCH	DINNER	SNACK	BEDTIME
before					
after					
time/ insulin/ meal					

FRI

	BREAK-FAST	LUNCH	DINNER	SNACK	BEDTIME
before					
after					
time/ insulin/ meal					

SAT

	BREAK-FAST	LUNCH	DINNER	SNACK	BEDTIME
before					
after					
time/ insulin/ meal					

SUN

	BREAK-FAST	LUNCH	DINNER	SNACK	BEDTIME
before					
after					
time/ insulin/ meal					

NOTES:

MON	**BREAK-FAST**	**LUNCH**	**DINNER**	**SNACK**	**BEDTIME**
before					
after					
time/ insulin/ meal					

TUE	**BREAK-FAST**	**LUNCH**	**DINNER**	**SNACK**	**BEDTIME**
before					
after					
time/ insulin/ meal					

WED	**BREAK-FAST**	**LUNCH**	**DINNER**	**SNACK**	**BEDTIME**
before					
after					
time/ insulin/ meal					

THU	**BREAK-FAST**	**LUNCH**	**DINNER**	**SNACK**	**BEDTIME**
before					
after					
time/ insulin/ meal					

FRI	BREAK-FAST	LUNCH	DINNER	SNACK	BEDTIME
before					
after					
time/ insulin/ meal					

SAT	BREAK-FAST	LUNCH	DINNER	SNACK	BEDTIME
before					
after					
time/ insulin/ meal					

SUN	BREAK-FAST	LUNCH	DINNER	SNACK	BEDTIME
before					
after					
time/ insulin/ meal					

NOTES:

WEEK OF: ....

MON	BREAK-FAST	LUNCH	DINNER	SNACK	BEDTIME
before					
after					
time/ insulin/ meal					

TUE	BREAK-FAST	LUNCH	DINNER	SNACK	BEDTIME
before					
after					
time/ insulin/ meal					

WED	BREAK-FAST	LUNCH	DINNER	SNACK	BEDTIME
before					
after					
time/ insulin/ meal					

THU	BREAK-FAST	LUNCH	DINNER	SNACK	BEDTIME
before					
after					
time/ insulin/ meal					

FRI	BREAK-FAST	LUNCH	DINNER	SNACK	BEDTIME
before					
after					
time/ insulin/ meal					

SAT	BREAK-FAST	LUNCH	DINNER	SNACK	BEDTIME
before					
after					
time/ insulin/ meal					

SUN	BREAK-FAST	LUNCH	DINNER	SNACK	BEDTIME
before					
after					
time/ insulin/ meal					

NOTES:

WEEK OF:
....

MON	BREAK-FAST	LUNCH	DINNER	SNACK	BEDTIME
before					
after					
time/ insulin/ meal					

TUE	BREAK-FAST	LUNCH	DINNER	SNACK	BEDTIME
before					
after					
time/ insulin/ meal					

WED	BREAK-FAST	LUNCH	DINNER	SNACK	BEDTIME
before					
after					
time/ insulin/ meal					

THU	BREAK-FAST	LUNCH	DINNER	SNACK	BEDTIME
before					
after					
time/ insulin/ meal					

FRI	BREAK-FAST	LUNCH	DINNER	SNACK	BEDTIME
before					
after					
time/ insulin/ meal					

SAT	BREAK-FAST	LUNCH	DINNER	SNACK	BEDTIME
before					
after					
time/ insulin/ meal					

SUN	BREAK-FAST	LUNCH	DINNER	SNACK	BEDTIME
before					
after					
time/ insulin/ meal					

NOTES:

WEEK OF: ....

MON	BREAK-FAST	LUNCH	DINNER	SNACK	BEDTIME
before					
after					
time/ insulin/ meal					

TUE	BREAK-FAST	LUNCH	DINNER	SNACK	BEDTIME
before					
after					
time/ insulin/ meal					

WED	BREAK-FAST	LUNCH	DINNER	SNACK	BEDTIME
before					
after					
time/ insulin/ meal					

THU	BREAK-FAST	LUNCH	DINNER	SNACK	BEDTIME
before					
after					
time/ insulin/ meal					

FRI	BREAK-FAST	LUNCH	DINNER	SNACK	BEDTIME
before					
after					
time/ insulin/ meal					

SAT	BREAK-FAST	LUNCH	DINNER	SNACK	BEDTIME
before					
after					
time/ insulin/ meal					

SUN	BREAK-FAST	LUNCH	DINNER	SNACK	BEDTIME
before					
after					
time/ insulin/ meal					

NOTES:

MON	BREAK-FAST	LUNCH	DINNER	SNACK	BEDTIME
before					
after					
time/ insulin/ meal					

TUE	BREAK-FAST	LUNCH	DINNER	SNACK	BEDTIME
before					
after					
time/ insulin/ meal					

WED	BREAK-FAST	LUNCH	DINNER	SNACK	BEDTIME
before					
after					
time/ insulin/ meal					

THU	BREAK-FAST	LUNCH	DINNER	SNACK	BEDTIME
before					
after					
time/ insulin/ meal					

FRI	BREAK-FAST	LUNCH	DINNER	SNACK	BEDTIME
before					
after					
time/ insulin/ meal					

SAT	BREAK-FAST	LUNCH	DINNER	SNACK	BEDTIME
before					
after					
time/ insulin/ meal					

SUN	BREAK-FAST	LUNCH	DINNER	SNACK	BEDTIME
before					
after					
time/ insulin/ meal					

NOTES:

WEEK OF:
....

MON	BREAK-FAST	LUNCH	DINNER	SNACK	BEDTIME
before					
after					
time/ insulin/ meal					

TUE	BREAK-FAST	LUNCH	DINNER	SNACK	BEDTIME
before					
after					
time/ insulin/ meal					

WED	BREAK-FAST	LUNCH	DINNER	SNACK	BEDTIME
before					
after					
time/ insulin/ meal					

THU	BREAK-FAST	LUNCH	DINNER	SNACK	BEDTIME
before					
after					
time/ insulin/ meal					

FRI	BREAK-FAST	LUNCH	DINNER	SNACK	BEDTIME
before					
after					
time/ insulin/ meal					

SAT	BREAK-FAST	LUNCH	DINNER	SNACK	BEDTIME
before					
after					
time/ insulin/ meal					

SUN	BREAK-FAST	LUNCH	DINNER	SNACK	BEDTIME
before					
after					
time/ insulin/ meal					

NOTES:

WEEK OF: ....

MON	BREAK-FAST	LUNCH	DINNER	SNACK	BEDTIME
before					
after					
time/ insulin/ meal					

TUE	BREAK-FAST	LUNCH	DINNER	SNACK	BEDTIME
before					
after					
time/ insulin/ meal					

WED	BREAK-FAST	LUNCH	DINNER	SNACK	BEDTIME
before					
after					
time/ insulin/ meal					

THU	BREAK-FAST	LUNCH	DINNER	SNACK	BEDTIME
before					
after					
time/ insulin/ meal					

FRI	BREAK-FAST	LUNCH	DINNER	SNACK	BEDTIME
before					
after					
time/ insulin/ meal					

SAT	BREAK-FAST	LUNCH	DINNER	SNACK	BEDTIME
before					
after					
time/ insulin/ meal					

SUN	BREAK-FAST	LUNCH	DINNER	SNACK	BEDTIME
before					
after					
time/ insulin/ meal					

NOTES:

WEEK OF: ....

MON	BREAK-FAST	LUNCH	DINNER	SNACK	BEDTIME
before					
after					
time/ insulin/ meal					

TUE	BREAK-FAST	LUNCH	DINNER	SNACK	BEDTIME
before					
after					
time/ insulin/ meal					

WED	BREAK-FAST	LUNCH	DINNER	SNACK	BEDTIME
before					
after					
time/ insulin/ meal					

THU	BREAK-FAST	LUNCH	DINNER	SNACK	BEDTIME
before					
after					
time/ insulin/ meal					

FRI	BREAK-FAST	LUNCH	DINNER	SNACK	BEDTIME
before					
after					
time/ insulin/ meal					

SAT	BREAK-FAST	LUNCH	DINNER	SNACK	BEDTIME
before					
after					
time/ insulin/ meal					

SUN	BREAK-FAST	LUNCH	DINNER	SNACK	BEDTIME
before					
after					
time/ insulin/ meal					

NOTES:

WEEK OF:
....

MON	BREAK-FAST	LUNCH	DINNER	SNACK	BEDTIME
before					
after					
time/ insulin/ meal					

TUE	BREAK-FAST	LUNCH	DINNER	SNACK	BEDTIME
before					
after					
time/ insulin/ meal					

WED	BREAK-FAST	LUNCH	DINNER	SNACK	BEDTIME
before					
after					
time/ insulin/ meal					

THU	BREAK-FAST	LUNCH	DINNER	SNACK	BEDTIME
before					
after					
time/ insulin/ meal					

FRI	BREAK-FAST	LUNCH	DINNER	SNACK	BEDTIME
before					
after					
time/ insulin/ meal					

SAT	BREAK-FAST	LUNCH	DINNER	SNACK	BEDTIME
before					
after					
time/ insulin/ meal					

SUN	BREAK-FAST	LUNCH	DINNER	SNACK	BEDTIME
before					
after					
time/ insulin/ meal					

NOTES:

WEEK OF: ....

MON	BREAK-FAST	LUNCH	DINNER	SNACK	BEDTIME
before					
after					
time/ insulin/ meal					

TUE	BREAK-FAST	LUNCH	DINNER	SNACK	BEDTIME
before					
after					
time/ insulin/ meal					

WED	BREAK-FAST	LUNCH	DINNER	SNACK	BEDTIME
before					
after					
time/ insulin/ meal					

THU	BREAK-FAST	LUNCH	DINNER	SNACK	BEDTIME
before					
after					
time/ insulin/ meal					

FRI	BREAK-FAST	LUNCH	DINNER	SNACK	BEDTIME
before					
after					
time/ insulin/ meal					

SAT	BREAK-FAST	LUNCH	DINNER	SNACK	BEDTIME
before					
after					
time/ insulin/ meal					

SUN	BREAK-FAST	LUNCH	DINNER	SNACK	BEDTIME
before					
after					
time/ insulin/ meal					

NOTES:

WEEK OF: ....

MON	BREAK-FAST	LUNCH	DINNER	SNACK	BEDTIME
before					
after					
time/ insulin/ meal					

TUE	BREAK-FAST	LUNCH	DINNER	SNACK	BEDTIME
before					
after					
time/ insulin/ meal					

WED	BREAK-FAST	LUNCH	DINNER	SNACK	BEDTIME
before					
after					
time/ insulin/ meal					

THU	BREAK-FAST	LUNCH	DINNER	SNACK	BEDTIME
before					
after					
time/ insulin/ meal					

FRI	BREAK-FAST	LUNCH	DINNER	SNACK	BEDTIME
before					
after					
time/ insulin/ meal					

SAT	BREAK-FAST	LUNCH	DINNER	SNACK	BEDTIME
before					
after					
time/ insulin/ meal					

SUN	BREAK-FAST	LUNCH	DINNER	SNACK	BEDTIME
before					
after					
time/ insulin/ meal					

NOTES:

WEEK OF: ....

MON	BREAK-FAST	LUNCH	DINNER	SNACK	BEDTIME
before					
after					
time/ insulin/ meal					

TUE	BREAK-FAST	LUNCH	DINNER	SNACK	BEDTIME
before					
after					
time/ insulin/ meal					

WED	BREAK-FAST	LUNCH	DINNER	SNACK	BEDTIME
before					
after					
time/ insulin/ meal					

THU	BREAK-FAST	LUNCH	DINNER	SNACK	BEDTIME
before					
after					
time/ insulin/ meal					

FRI	BREAK-FAST	LUNCH	DINNER	SNACK	BEDTIME
before					
after					
time/ insulin/ meal					

SAT	BREAK-FAST	LUNCH	DINNER	SNACK	BEDTIME
before					
after					
time/ insulin/ meal					

SUN	BREAK-FAST	LUNCH	DINNER	SNACK	BEDTIME
before					
after					
time/ insulin/ meal					

NOTES:

WEEK OF: ....

MON	BREAK-FAST	LUNCH	DINNER	SNACK	BEDTIME
before					
after					
time/ insulin/ meal					

TUE	BREAK-FAST	LUNCH	DINNER	SNACK	BEDTIME
before					
after					
time/ insulin/ meal					

WED	BREAK-FAST	LUNCH	DINNER	SNACK	BEDTIME
before					
after					
time/ insulin/ meal					

THU	BREAK-FAST	LUNCH	DINNER	SNACK	BEDTIME
before					
after					
time/ insulin/ meal					

FRI	BREAK-FAST	LUNCH	DINNER	SNACK	BEDTIME
before					
after					
time/ insulin/ meal					

SAT	BREAK-FAST	LUNCH	DINNER	SNACK	BEDTIME
before					
after					
time/ insulin/ meal					

SUN	BREAK-FAST	LUNCH	DINNER	SNACK	BEDTIME
before					
after					
time/ insulin/ meal					

NOTES:

MON	BREAK-FAST	LUNCH	DINNER	SNACK	BEDTIME
before					
after					
time/ insulin/ meal					

TUE	BREAK-FAST	LUNCH	DINNER	SNACK	BEDTIME
before					
after					
time/ insulin/ meal					

WED	BREAK-FAST	LUNCH	DINNER	SNACK	BEDTIME
before					
after					
time/ insulin/ meal					

THU	BREAK-FAST	LUNCH	DINNER	SNACK	BEDTIME
before					
after					
time/ insulin/ meal					

FRI	BREAK-FAST	LUNCH	DINNER	SNACK	BEDTIME
before					
after					
time/ insulin/ meal					

SAT	BREAK-FAST	LUNCH	DINNER	SNACK	BEDTIME
before					
after					
time/ insulin/ meal					

SUN	BREAK-FAST	LUNCH	DINNER	SNACK	BEDTIME
before					
after					
time/ insulin/ meal					

NOTES:

WEEK OF: ....

MON	BREAK-FAST	LUNCH	DINNER	SNACK	BEDTIME
before					
after					
time/ insulin/ meal					

TUE	BREAK-FAST	LUNCH	DINNER	SNACK	BEDTIME
before					
after					
time/ insulin/ meal					

WED	BREAK-FAST	LUNCH	DINNER	SNACK	BEDTIME
before					
after					
time/ insulin/ meal					

THU	BREAK-FAST	LUNCH	DINNER	SNACK	BEDTIME
before					
after					
time/ insulin/ meal					

FRI	BREAK-FAST	LUNCH	DINNER	SNACK	BEDTIME
before					
after					
time/ insulin/ meal					

SAT	BREAK-FAST	LUNCH	DINNER	SNACK	BEDTIME
before					
after					
time/ insulin/ meal					

SUN	BREAK-FAST	LUNCH	DINNER	SNACK	BEDTIME
before					
after					
time/ insulin/ meal					

NOTes:

WEEK OF: ....

MON

	BREAK-FAST	LUNCH	DINNER	SNACK	BEDTIME
before					
after					
time/ insulin/ meal					

TUE

	BREAK-FAST	LUNCH	DINNER	SNACK	BEDTIME
before					
after					
time/ insulin/ meal					

WED

	BREAK-FAST	LUNCH	DINNER	SNACK	BEDTIME
before					
after					
time/ insulin/ meal					

THU

	BREAK-FAST	LUNCH	DINNER	SNACK	BEDTIME
before					
after					
time/ insulin/ meal					

FRI	BREAK-FAST	LUNCH	DINNER	SNACK	BEDTIME
before					
after					
time/ insulin/ meal					

SAT	BREAK-FAST	LUNCH	DINNER	SNACK	BEDTIME
before					
after					
time/ insulin/ meal					

SUN	BREAK-FAST	LUNCH	DINNER	SNACK	BEDTIME
before					
after					
time/ insulin/ meal					

NOTES:

WEEK OF:
....

MON	BREAK-FAST	LUNCH	DINNER	SNACK	BEDTIME
before					
after					
time/ insulin/ meal					

TUE	BREAK-FAST	LUNCH	DINNER	SNACK	BEDTIME
before					
after					
time/ insulin/ meal					

WED	BREAK-FAST	LUNCH	DINNER	SNACK	BEDTIME
before					
after					
time/ insulin/ meal					

THU	BREAK-FAST	LUNCH	DINNER	SNACK	BEDTIME
before					
after					
time/ insulin/ meal					

FRI	BREAK-FAST	LUNCH	DINNER	SNACK	BEDTIME
before					
after					
time/ insulin/ meal					

SAT	BREAK-FAST	LUNCH	DINNER	SNACK	BEDTIME
before					
after					
time/ insulin/ meal					

SUN	BREAK-FAST	LUNCH	DINNER	SNACK	BEDTIME
before					
after					
time/ insulin/ meal					

NOTES:

WEEK OF: ....

MON	BREAK-FAST	LUNCH	DINNER	SNACK	BEDTIME
before					
after					
time/ insulin/ meal					

TUE	BREAK-FAST	LUNCH	DINNER	SNACK	BEDTIME
before					
after					
time/ insulin/ meal					

WED	BREAK-FAST	LUNCH	DINNER	SNACK	BEDTIME
before					
after					
time/ insulin/ meal					

THU	BREAK-FAST	LUNCH	DINNER	SNACK	BEDTIME
before					
after					
time/ insulin/ meal					

FRI	BREAK-FAST	LUNCH	DINNER	SNACK	BEDTIME
before					
after					
time/ insulin/ meal					

SAT	BREAK-FAST	LUNCH	DINNER	SNACK	BEDTIME
before					
after					
time/ insulin/ meal					

SUN	BREAK-FAST	LUNCH	DINNER	SNACK	BEDTIME
before					
after					
time/ insulin/ meal					

NOTES:

WEEK OF: ....

MON	BREAK-FAST	LUNCH	DINNER	SNACK	BEDTIME
before					
after					
time/ insulin/ meal					

TUE	BREAK-FAST	LUNCH	DINNER	SNACK	BEDTIME
before					
after					
time/ insulin/ meal					

WED	BREAK-FAST	LUNCH	DINNER	SNACK	BEDTIME
before					
after					
time/ insulin/ meal					

THU	BREAK-FAST	LUNCH	DINNER	SNACK	BEDTIME
before					
after					
time/ insulin/ meal					

FRI	BREAK-FAST	LUNCH	DINNER	SNACK	BEDTIME
before					
after					
time/ insulin/ meal					

SAT	BREAK-FAST	LUNCH	DINNER	SNACK	BEDTIME
before					
after					
time/ insulin/ meal					

SUN	BREAK-FAST	LUNCH	DINNER	SNACK	BEDTIME
before					
after					
time/ insulin/ meal					

NOTES:

WEEK OF: ....

MON	BREAK-FAST	LUNCH	DINNER	SNACK	BEDTIME
before					
after					
time/ insulin/ meal					

TUE	BREAK-FAST	LUNCH	DINNER	SNACK	BEDTIME
before					
after					
time/ insulin/ meal					

WED	BREAK-FAST	LUNCH	DINNER	SNACK	BEDTIME
before					
after					
time/ insulin/ meal					

THU	BREAK-FAST	LUNCH	DINNER	SNACK	BEDTIME
before					
after					
time/ insulin/ meal					

FRI	BREAK-FAST	LUNCH	DINNER	SNACK	BEDTIME
before					
after					
time/ insulin/ meal					

SAT	BREAK-FAST	LUNCH	DINNER	SNACK	BEDTIME
before					
after					
time/ insulin/ meal					

SUN	BREAK-FAST	LUNCH	DINNER	SNACK	BEDTIME
before					
after					
time/ insulin/ meal					

NOTES:

WEEK OF: ....

MON	BREAK-FAST	LUNCH	DINNER	SNACK	BEDTIME
before					
after					
time/ insulin/ meal					

TUE	BREAK-FAST	LUNCH	DINNER	SNACK	BEDTIME
before					
after					
time/ insulin/ meal					

WED	BREAK-FAST	LUNCH	DINNER	SNACK	BEDTIME
before					
after					
time/ insulin/ meal					

THU	BREAK-FAST	LUNCH	DINNER	SNACK	BEDTIME
before					
after					
time/ insulin/ meal					

FRI	BREAK-FAST	LUNCH	DINNER	SNACK	BEDTIME
before					
after					
time/ insulin/ meal					

SAT	BREAK-FAST	LUNCH	DINNER	SNACK	BEDTIME
before					
after					
time/ insulin/ meal					

SUN	BREAK-FAST	LUNCH	DINNER	SNACK	BEDTIME
before					
after					
time/ insulin/ meal					

NOTES:

WEEK OF: ....

MON	BREAK-FAST	LUNCH	DINNER	SNACK	BEDTIME
before					
after					
time/ insulin/ meal					

TUE	BREAK-FAST	LUNCH	DINNER	SNACK	BEDTIME
before					
after					
time/ insulin/ meal					

WED	BREAK-FAST	LUNCH	DINNER	SNACK	BEDTIME
before					
after					
time/ insulin/ meal					

THU	BREAK-FAST	LUNCH	DINNER	SNACK	BEDTIME
before					
after					
time/ insulin/ meal					

FRI	BREAK-FAST	LUNCH	DINNER	SNACK	BEDTIME
before					
after					
time/ insulin/ meal					

SAT	BREAK-FAST	LUNCH	DINNER	SNACK	BEDTIME
before					
after					
time/ insulin/ meal					

SUN	BREAK-FAST	LUNCH	DINNER	SNACK	BEDTIME
before					
after					
time/ insulin/ meal					

NOTES:

WEEK OF: ....

MON	BREAK-FAST	LUNCH	DINNER	SNACK	BEDTIME
before					
after					
time/ insulin/ meal					

TUE	BREAK-FAST	LUNCH	DINNER	SNACK	BEDTIME
before					
after					
time/ insulin/ meal					

WED	BREAK-FAST	LUNCH	DINNER	SNACK	BEDTIME
before					
after					
time/ insulin/ meal					

THU	BREAK-FAST	LUNCH	DINNER	SNACK	BEDTIME
before					
after					
time/ insulin/ meal					

FRI	BREAK-FAST	LUNCH	DINNER	SNACK	BEDTIME
before					
after					
time/ insulin/ meal					

SAT	BREAK-FAST	LUNCH	DINNER	SNACK	BEDTIME
before					
after					
time/ insulin/ meal					

SUN	BREAK-FAST	LUNCH	DINNER	SNACK	BEDTIME
before					
after					
time/ insulin/ meal					

NOTES:

NOTES:

NOTES:

NOTES:

Made in the USA
Monee, IL
27 November 2024

71417740R00066